AF401440

ÉTUDE

SUR LE

CANCER DE LA COLONNE VERTÉBRALE

CONSÉCUTIF AU

CANCER DU SEIN

PAR

Louis-Gabriel DELARUE,

Docteur en médecine de la Faculté de Paris,
Licencié en droit.

PARIS
A. PARENT, IMPRIMEUR DE LA FACULTÉ DE MÉDECINE
RUE MONSIEUR-LE-PRINCE, 29-31

1876

ÉTUDE

SUR LE

CANCER DE LA COLONNE VERTÉBRALE

CONSÉCUTIF AU

CANCER DU SEIN

ÉTUDE

SUR LE

CANCER DE LA COLONNE VERTÉBRALE

CONSÉCUTIF AU

CANCER DU SEIN

PAR

Louis-Gabriel DELARUE,

Docteur en médecine de la Faculté de Paris,
Licencié en droit.

PARIS

A. PARENT, IMPRIMEUR DE LA FACULTÉ DE MÉDECINE

RUE MONSIEUR-LE-PRINCE, 29-31

—

1876

ÉTUDE

SUR LE

CANCER DE LA COLONNE VERTÉBRALE

CONSÉCUTIF AU

CANCER DU SEIN

PRÉLIMINAIRES.

Le cancer primitif du rachis est très-rare ; on en compte à peine quelques observations dans la science (Cruveilhier, Hawkins Ogle, Brodie, Lépine, Laennec, de Nantes) ; la propagation directe du néoplasme aux vertèbres est aussi peu commune (Sestié, *Bulletin de la Société anatomique*, 1833 ; Lahorie, *Bulletin de la Société de chirurgie*, t. X, p. 34, 1859).

Le cancer, quel que soit l'organe qui en soit le siége primitif, peut par voie de généralisation affecter la colonne vertébrale. On a constaté cette complication après des carcinomes du foie, de l'estomac, du rein, du tissu cellulaire sous-péritonéal, des masses ganglionnaires prévertébrales, à la suite de végétations sur des cicatrices anciennes de lupus (Tripier). Le cancer de l'utérus qui affecte rarement la forme squirrheuse, est l'un de ceux qui s'accompagne le moins fréquemment de lésions rachidiennes. M. Courty, dans son Traité des maladies de l'utérus, ne mentionne pas cette complication ; disons toutefois que M. Liouville montrait en 1873, au laboratoire de l'Hôtel-Dieu, des pièces provenant d'une femme qui avait succombé à un cancer de l'utérus avec généralisation à la colonne, et affirmait avoir observé plusieurs fois le même fait à la Salpêtrière.

Mais le plus grand nombre sans comparaison, des cancers secondaires du rachis a pour point de départ une tumeur du sein, cette fréquence est tellement accusée qu'il semble qu'il y ait entre cet organe et les vertèbres une sorte de sympathie pathologique.

Nous ne traiterons dans ce travail que du cancer secondaire de la colonne vertébrale, consécutif au cancer du sein ; en laissant de côté ce qui a trait au carcinome primitif, et à toutes les généralisations, dont le point de départ n'est pas la glande mammaire.

Chaque organe présente une structure et des fonctions propres qui impriment aux maladies dont il est atteint des caractères spéciaux et une marche particulière, le cancer d'un organe peut avoir des tendances que n'aura pas celui d'une autre région, la question ainsi divisée devient plus facile, et permet de relever pour le carcinome de chaque organe en particulier, des faits qui pourraient passer inaperçus dans l'étude du cancer vertébral, envisagé dans son ensemble.

Disons toutefois en passant que le tableau symptomatique du carcinome vertébral secondaire, quel que soit le siége de la tumeur primitive, sera toujours identique.

M. Cazalis le premier, pendant son séjour à la Salpêtrière, appela l'attention sur le sujet qui nous occupe ; nous citerons aussi les travaux et observations de Cruveilhier, Hawkins, Gauwrilof, Leyden, Ogle, Brodie, Virchow, Lépine, Cornil, Bouchard, Cotard, la monographie de Tripier ; ayant trait aussi bien au carcinome primitif

qu'aux manifestations secondaires. L'école de la Salpêtrière, en étudiant le mécanisme des altérations nerveuses, conséquences du cancer de la colonne vertébrale,
a élucidé la question qui nous occupe; en 1873, M. le
professeur Charcot, dans ses leçons recueillies par le
Dr Bourneville, sur les maladies du système nerveux, et
en particulier dans l'étude de la compression lente de la
moelle épinière, a exposé un tableau complet du mal vertébral cancéreux; nous citerons aussi l'article cancer du
rachis de M. Duplay, et néoplasmes du rachis du Diction-
naire Dechambre.

Notre but dans ce travail n'est pas de redire ce que
M. le professeur Charcot a fait avec tant d'autorité dans
ses leçons précitées; comme nous l'avons déjà dit, nous
n'aborderons qu'un point limité du sujet; les observations
si intéressantes qu'a bien voulu nous donner notre ami
M. Marcano, ancien interne des hôpitaux, nous per-
mettront d'attirer l'attention sur quelques faits intéressants de l'affection qui nous occupe, nous le prions
d'accepter nos sincères remerciments.

ANATOMIE PATHOLOGIQUE.

Nous ne nous étendrons pas longuement ici sur l'anatomie pathologique du cancer des os, ce serait une répéti-
tion inutile de la description des auteurs, bornons-nous à
rappeler, d'après MM. Cornil et Ranvier (1), les différentes
phases que parcoure la néoplasie dans les os courts, dans
les vertèbres, par conséquent. La première ou période
d'hésitation du carcinome est caractérisée par la disparition des vésicules adipeuses, donnant par leur prolifération des cellules embryonnaires, les lamelles osseuses se
résorbent en partie. On voit des espaces limités par des

(1) Cornil et Ranvier. Histologie pathologique.

lamelles découpées en festons remplis de moelle embryonnaire; on observe alors souvent des phénomènes d'ostéite raréfiante ou condensante. La seconde phase ou phase fibreuse, est celle dans laquelle la moelle embryonnaire se transforme en tissu fibreux, aux dépens duquel se développe le carcinome ; les espaces plasmatiques de sa substance fibrillaire s'agrandissent à la suite de la prolifération de leurs cellules, et constituent des alvéoles irréguliers qui forment le tissu caverneux du carcinome. La tumeur est rarement volumineuse, le plus souvent le tissu morbide se substitue au tissu osseux, et finit par amener l'atrophieou la fonte des vertèbres, qui sont atteintes du mal.

La forme anatomique de la tumeur secondaire est-elle en rapport avec celle de la tumeur primitive du sein ? Dans les trois cas avec autopsie que nous publions (obs. 1, 2, 4), on s'est trouvé en présence de la forme dure du cancer de la mamelle, et l'assertion de M Cornil (Mémoire sur le cancer, 1866, p. 330), celle de Tripier, qui avait remarqué que le squirrhe s'était toujours généralisé avec les mêmes formes anatomiques, se trouvent une fois de plus confirmées. Dans ces trois cas, en effet, le squirrhe primitif du sein a donné lieu à un squirrhe secondaire de la colonne vertébrale.

Pour les tumeurs à autres types dont nous n'avons pas d'observations, nous nous bornerons à répéter les conclusions de Tripier basées sur des faits en assez grand nombre, et qui nous semblent conformes à la réalité :

« Les masses cancéreuses secondaires de la colonne vertébrale une fois développées, si la mort n'arrive pas trop tôt pour empêcher le processus de parcourir toutes ses périodes, reproduisent les formes et les variétés des tumeurs primitives. »

Aucune partie des vertèbres n'est à l'abri de la généralisation cancéreuse secondaire, qui débutant le plus souvent par les corps vertébraux, envahit les lames et même les apophyses ; la région de la colonne vertébrale la plus fréquemment atteinte est sans contredit la région dorso-lombaire. C'est dans cette partie du rachis que l'on trouve presque toujours à l'autopsie les lésions les plus avancées. Il semble que c'est par les vertèbres dorsales ou lombaires que commence l'infection, qui s'étend ensuite de proche en proche à toute la colonne ; les nécropsies des trois malades dont nous rapportons l'histoire, ont montré en effet que le rachis tout entier était atteint par la néoplasie, mais les lésions les plus avancées en exceptant toutefois la deuxième observation, siégeaient à la région dorsale ; toutes les observations ayant trait au sujet qui nous occupe sont concordantes sur ce point.

Quelle raison donner de ce lieu d'élection du cancer secondaire ? On a cherché à attribuer à la mobilité de la région dorsale cette fréquence de l'affection à ce niveau. Cette théorie n'est pas en rapport avec la réalité des faits, car la région cervicale, qui est la partie la plus mobile du rachis, est la moins fréquemment atteinte ; nous préférons, pour notre part, l'explication de Tripier qui invoque la structure plus spongieuse des vertèbres dorsales et lombaires comparées aux vertèbres cervicales.

Le carcinome qui se développe dans un ou plusieurs corps vertébraux en suivant les phases que nous avons indiquées au commencement de cette partie de notre travail, amène une perte de substance de l'os telle qu'il se produit le plus souvent, au niveau des points les plus malades, une gibbosité particulière au mal vertébral cancéreux, gibbosité à grande courbure, et non à angle aigu comme celle du mal de Pott. La plupart du temps, c'est l'écrasement d'un corps vertébral dorsal ou lombaire qui amène cet accident ; ce fait vient encore à l'appui de ce que nous disions plus haut, à savoir que l'origine du mal semble être de préférence dans les deux tiers inférieurs du rachis; c'est en effet, dans cette région qu'ont presque toujours lieu les fractures des os, conséquence des lésions les plus avancées.

Faisons ici une remarque : dans la région cervicale, un corps vertébral peut disparaître sous l'influence du mal sans donner lieu à une déformation. Notre première observation en fournit un exemple remarquable ; chez la malade qui en fait le sujet, il s'était produit une gibbosité entre la sixième et la huitième dorsale. A l'autopsie, on trouva non-seulement une fracture de la 7me dorsale, mais encore on constata que la septième cervicale avait presqu'entièrement disparu, elle n'était plus représentée que par un petit coin osseux ; il n'y avait à ce niveau aucune déformation, la colonne vertébrale avait subi un abaissement en masse.

Cette gibbosité particulière, qui fournit un signe diagnostic de la plus grande valeur, peut manquer même chez des malades qui ont succombé quand les lésions osseuses ne sont pas assez avancées. Chez la femme de notre observation IV, le tissu osseux de tout le rachis était altéré, mais il n'y avait ni déformation ni incurvation; on constata le fait à l'autopsie. Il faut dire que dans ce cas particulier la lésion osseuse n'avait pas eu le temps de parcourir son processus, la malade ayant succombé à une carcinose généralisée dans différents viscères, notamment le foie et les poumons.

Nous venons de passer en revue quelques-uns des accidents dont les os peuvent être le siége, en relevant seulement les particularités qui nous ont paru intéressantes.

Voyons les altérations qu'ont présentées les méninges

rachidiennes dans les deux observations où elles ont pu être examinées ; tout en les rapportant brièvement, nous appellerons spécialement l'attention sur ce point, car, à propos des lésions de la moelle, nous insisterons sur un mode de compression qui ne nous semble pas avoir été signalé jusqu'ici dans le cancer du rachis, et qui a les méninges pour origine.

La dure-mère a été le siége des altérations les plus avancées ; altérations produites par l'irritation de voisinage. Chez la malade de notre 1ʳᵉ observation elle avait contracté des adhérences considérables avec le tissu cellulo-graisseux du rachis, dans une étendue de quinze centimètres elle était épaissie, indurée et doublée d'une couche de tissu lardacé, d'au moins deux millimètres d'épaisseur ; dans notre 2ᵉ observation, quoiqu'elle fût moins malade, elle était encore épaissie et adhérente aux fragments osseux et aux tissus fibreux du voisinage ; la pie-mère et l'arachnoïde étaient intactes. Tel était l'état des méninges chez ces deux malades.

Nous ne nous étendrons point sur les lésions médullaires dans le mal vertébral cancéreux, M. le professeur Charcot en a donné une description complète dans ses leçons de 1873. Myélite transverse avec sclérose consécutive ascendante et descendante, telles sont, en résumé, les latérations qu'on observe dans la moelle.

Nous ferons ici, à propos du mécanisme de ces lésions, quelques remarques intéressantes, suggérées par les observations de notre thèse.

Les lésions médullaires ont pour origine, la plupart du temps, la compression produite par la déformation du rachis à la suite d'une fracture vertébrale, ou par l'irruption dans le canal rachidien de productions cancéreuses ; plus rarement, c'est l'épaississement de la dure-mère, occasionné par l'irritation de sa surface externe en contact avec les lésions osseuses qui est l'agent de cette compression : c'est là le cas de nos observations. En effet, chez la femme qui fait le sujet de notre première. observation, la myélite si intense qui a déterminé la mort ne semble pas s'être propagée directement de la colonne vertébrale, car les méninges présentaient des altérations infiniment moindres que celles observées dans l'axe médullaire. On ne peut pas mettre ces lésions sur le compte de la compression produite par une fracture, car tous les symptômes nerveux existaient et ne furent modifiés en rien quand cet accident se produisit soudainement. Ce fait a une grande importance, car il prouve que la moelle peut être atteinte sans compression de la part du rachis et sans propagation directe du cancer. M. Tripier pense, au contraire, que l'envahissement progressif est la règle. La même chose s'est reproduite d'une façon encore plus frappante dans l'observation IIme de notre thèse ; on se trouve encore en présence d'une inflammation chronique de la moelle qui n'est pas due à une infiltration cancéreuse ; il n'y a aucune compression osseuse, et les méninges sont saines, à part la dure-mère dont la face interne est vascularisée ; c'est donc une sorte de pachyméningite analogue à la pachyméningite caséeuse du mal de Pott, décrite par M. Michaud, qui a été l'agent de la compression médullaire et consécutivement de la myélite.

On ne peut pas non plus invoquer la compression chez la malade qui fait le sujet de notre observation IVme. Les méninges n'ont pu être examinées, la moelle étant tellement désorganisée qu'elle s'écoula à l'état de bouillie blanchâtre pendant l'ouverture du rachis, ce qui en rendit l'examen histologique impossible. Malgré les altérations dont toutes les vertèbres étaient le siége, il n'y avait ni déformation, ni incurvation pouvant expliquer les lésions considérables dont la moelle était atteinte.

La généralisation au rachis du cancer du sein s'accompagne le plus souvent d'autres lésions cancéreuses viscérales, mais elle est quelquefois isolée.

Dans presque toutes les observations que nous avons compulsées, dans celles de Tripier principalement, qui sont en assez grand nombre, le carcinome secondaire s'est étendu à différents viscères en même temps qu'aux vertèbres. Dans les faits que nous publions, une seule malade, celle de l'observation IV, a présenté du cancer généralisé au foie et aux poumons. En résumé, quand on se trouve en présence d'un cancer du sein, il peut se produire deux ordres de généralisation, l'une atteindra la colonne vertébrale seule (obs. 1 et 2), ce sera la forme pour ainsi dire pure du cancer secondaire rachidien (1), la tumeur primitive suivra ses phases normales auxquelles se surajouteront les accidents nerveux dont nous parlerons plus loin. Dans une autre forme, le carcinome se généralisera à différents viscères comme le poumon ou le foie tout en amenant les mêmes accidents du côté de la colonne vertébrale : mais ici le tableau symptomatique sera compliqué par des accidents viscéraux, et la terminaison funeste sera plus rapide. Les malades pourront succomber avant que le cancer des vertèbres ait évolué complètement, et les lésions osseuses constatées à l'autopsie seront moins avancées que dans la première forme ; la malade qui fait le sujet de notre observation IV en est un exemple. Il est impossible, d'après les observations recueillies jusqu'ici, d'établir une statistique comparative de ces

---

(1) Voir aussi l'histoire de la malade rapportée par M. le professeur Verneuil dans une de ses cliniques de la Pitié (page 23).

deux formes ; toutefois il est certain que le plus souvent le cancer vertébral secondaire s'accompagnera de généralisations à d'autres viscères. Nous reviendrons sur ce sujet dans la partie de notre travail qui traite du diagnostic.

Un des problèmes les plus intéressants de la pathologie du cancer du sein est de se demander comment se fait la généralisation secondaire à la colonne vertébrale, qui en est si souvent la conséquence.

Les lymphatiques sont la voie la plus fréquente des migrations cancéreuses, les alvéoles du carcinome communiquant avec les vaisseaux lymphatiques de la tumeur et du voisinage ; on comprend que c'est par cette voie que la matière cancéreuse est transportée dans les ganglions. Dans les autopsies des malades dont nous publions les observations, autopsies faites avec le plus grand soin, on n'a pas trouvé de lymphangite cancéreuse qui expliquerait la propagation du cancer du sein à la colonne vertébrale. Nous ne pouvons pas admettre que la diathèse ait une tendance particulière à produire des masses secondaires dans le rachis quand le sein est atteint primitivement, il n'y a pour cela aucune bonne raison. L'explication de M. Cazalis qui invoque la continuité du tégument externe et du squelette dans les généralisations secondaires vertébrales n'est guère plus admissible, car les côtes ne sont pas toujours atteintes par la néoplasie, ce qui devrait être la règle ; cette question est absolument obscure

Les veines seraient-elles le trajet que suivraient les matières cancéreuses pour atteindre les vertèbres ? En présence de faits incontestables qui établissent la possibilité de transports d'éléments carcinomateux par les vaisseaux sanguins, nous nous sommes demandé si l'on pouvait trouver dans la disposition anatomique des veines de la

région mammaire et vertébrale la solution du problème
qui nous occupe. Voici brièvement la disposition anatomique de ce réseau veineux : Les veines de la peau et du tissu
cellulo-adipeux sous-cutané se jettent dans les intercostales,
qui ramènent ainsi, dans le système des veines azygos, le
sang des rameaux dorso-spinaux. Ces rameaux, arrivés au
niveau des vertèbres, forment, par leur division régulière,
en branche ascendante et en branche descendante anasto-
mosées, avec celles qui sont au dessus et au dessous, un
plexus remarquable, le plexus extra-rachidien postérieur
étendu dans toute la longueur de la colonne rachidienne,
et communiquant au niveau de chaque trou de conjugaison avec les veines intra-rachidiennes. Le sang des parois
thoraciques est donc mêlé avec le sang veineux de la
colonne vertébrale ; il est toutefois difficile d'admettre, vu
le cours ascendant du sang dans les azygos, que les
veines puissent porter dans les vertèbres, par un mécanisme analogue à celui de l'infection purulente, des matières cancéreuses venues de la tumeur primitive du sein.
En résumé, on ne peut donner aucune explication satis-
faisante de cette sorte de sympathie pathologique qui
existe entre le rachis et le sein quand ce dernier est atteint
de carcinome.

ÉTIOLOGIE.

Disons ici quelques mots de l'étiologie du cancer en
général, la généralisation secondaire à la colonne verté
brale qui fait l'objet de notre travail n'étant que la conséquence de la tumeur primitive du sein. De toutes les
causes que l'on a invoquées pour expliquer l'origine de
cette affection, une seule est bien établie, c'est l'hérédité.
Quand les antécédents de famille des malades ont pu être
élucidés, on a presque toujours constaté qu'un ou plu-
ieurs de leurs as cendants avaient succombé au mal can-

céreux. Notre observation cinquième, la seule où soient notés ces antécédents, nous montre que la mère du malade, qui en fait l'objet, avait succombé à une tumeur maligne de l'utérus. Les passions tristes, les coups, les frottements réitérés sur certaines parties que l'on donne souvent comme l'origine du cancer, ne sont tout au plus que des causes occasionnelles qui font éclater les manifestations d'une diathèse préexistante. En dehors de l'hérédité, on ne peut guère chercher les causes du carcinome que dans l'arthritisme (1). La prédisposition à [la généralisation vertébrale est-elle aussi héréditaire ? Nous sommes dans l'impossibilité de trancher cette question que nous n'avons vu notée dans aucune des observations ayant trait à notre sujet.

Le siége de la tumeur primitive dans la mamelle a la plus grande influence sur la généralisation secondaire à la colonne vertébrale. Le cancer du sein, en effet, s'accompagne plus fréquemment que celui de n'importe quel organe de dépôts secondaires dans le rachis ; ce fait est établi d'une manière absolue. Une des meilleures explications qu'on en puisse donner est celle de M. Cornil. Les cancers d'organes qui ne sont pas nécessaires à la vie, dit cet auteur, se développent sans mettre en danger les jours du malade, suivent toutes leurs phases et finissent par amener la cachexie cancéreuse et des dépôts secondaires dans tous les organes. Le rôle du sein dans l'économie explique pourquoi les tumeurs dont il est affecté ont une durée plus longue et une tendance plus grande à infecter tout l'organisme que celle du foie par exemple, de l'estomac ou de l'utérus, qui mettent plus rapidement la vie en danger.

---

(1) Obs. V.

Je rapporterai à ce sujet le cas exceptionnel de Cruveilhier, qui soigna pendant seize ans une dame atteinte
de cancer du sein. Les tumeurs malignes des autres viscères
n'ont guère une durée plus longue que trois ou quatre
ans.

La forme anatomique de la tumeur mammaire a une
influence évidente sur la généralisation consécutive, dans
presque tous les faits ayant trait à notre sujet, la tumeur
primitive a été le squirrhe, et très-souvent la forme
atrophique. Tripier, sur dix-huit cas de cancer du
sein qu'il rapporte, a eu affaire seize fois au squirrhe,
une fois à un carcinome colloïde. Au musée de Saint-Guys-
Hospital, il existe deux exemples de cancer hématode et
encéphaloïde avec généralisation vertébrale ; enfin on cite
presque comme des exceptions les lésions du rachis qui
n'ont pas pour origine la forme dure du carcinome. Les
malades qui font le sujet des observations de notre thèse
étaient tous quatre porteurs de squirrhes du sein.

Cette forme de tumeur maligne est du reste incompa-
rablement plus fréquente à la mamelle que toute autre, et
c'est celle dont l'évolution est la plus lente.

Quant au sexe il constitue une prédisposition évidente ;
les cancers du sein, si fréquents chez les femmes, sont
presque une exception chez l'homme. La statistique de
Tanchou, faite à Paris en 1840 sur 9,118 cancers du sein,
ne donne que cinq hommes atteints de cette tumeur, Mor-
gagni en cite 2 cas, Sédillot, 2 cas. Velpeau, avant 1853,
en avaient vu 9 ou 10 ; Horteloup, dans sa thèse d'agré-
gation 1873, parle de 70 cas plus ou moins bien observés
et rapporte 16 observations ; la thèse de M. Jules Chenet
en 1876 en mentionne 7 cas nouveaux, nous rapportons
l'observation complète d'un malade dont il n'est pour

Delarue.

2

ainsi dire que fait mention dans ce dernier travail ; nous avons cité ces faits pour montrer que c'est bien le sexe féminin qui fournira le plus de généralisations cancéreuses vertébrales, le cancer du sein chez l'homme étant presque une rareté.

Le volume de la glande mammaire chez la femme, les fluxions périodiques dont elle est le sujet à chaque époque menstruelle, enfin l'allaitement sont peut-être les causes de la fréqnence excessive du cancer de cet organe.

Chez l'homme, au contraire, la glande est rudimentaire, elle est dense non lobulée, mesurant de 1 à 4 centimètres de largeur sur 2 à 7 millimètres d'épaisseur (Kolliker` ; son parenchyme est très-peu abondant et se compose, suivant Luscha, d'un stroma fibreux formé de tissu cellulaire, de fibres élastiques et de quelques vésicules glanduaires et d'acini en très-petit nombre. Son importance fonctionnelle est nulle, de là l'extrême rareté du cancer. Il est impossible, d'après les faits publiés jusqu'à ce jour, d'établir une statistique sur la fréquence plus ou moins grande de la généralisation vertébrale secondaire dans les deux sexes, envisagée en particulier ; le squirrhe atrophique paraît être la forme anatomique la plus fréquente du cancer du sein chez l'homme : c'est aussi la plus lente de l'affection cancéreuse ; en partant de cette donnée on pourrait conclure que l'homme serait plus tôt en butte aux lésions secondaires des vertèbres que la femme ; toutefois ceci n'est qu'une hypothèse.

D'après Follin et Duplay, l'âge constitue une prédisposition évidente ; les généralisations cancéreuses, rachidiennes, sont rares avant quarante ou cinquante ans. Les observations de Rès et Ogle, ayant trait à des personnes âgées de moins de trente ans atteintes d'encéphaloïdes généralisés, sont des exceptions. Dans les nombreux faits que nous avons examinés, l'âge des malades a varié entre trente et soixante dix-neuf ans, la malade qui fait le sujet de notre première observation n'avait que trente ans, une de celles de Tripier trente-quatre ans; ces faits sont assez rares, l'assertion de Follin et Duplay est conforme à la réalité.

La généralisation du cancer mammaire au rachis étant loin d'être fatale, il serait intéressant d'établir s'il y a dans la constitution des malades, dans des affections osseuses antérieures ou intercurrentes des causes pouvant expliquer, chez certains individus, l'infection secondaire des vertèbres ; pourrait-on invoquer, par exemple, dans quelques cas particuliers, le rachitisme, l'ostéomalacie ou d'autres maladies du squelette comme causes prédisposantes. Toutes les observations que nous avons compulsées sont muettes à cet égard, et nous trouvons qu'il est préférable d'appeler l'attention sur ce point plutôt que de se livrer à des conjectures hypothétiques.

Le traumatisme de la colonne vertébrale, chez un malade atteint de cancer du sein, pourrait-il être la cause d'une généralisation secondaire dans cette région, nous ne le pensons pas; toutefois il pourrait se présenter des faits qui laisseraient subsister des doutes à cet égard s'ils étaient mal interprétés. Une observation de M. Lépine (*Bulletin de la Société anatomique*, 1867) nous en fournit un exemple.

Il s'agit d'une femme qui fit une chute dans son escalier, dès le lendemain elle eut les jambes à peu près paralysées ; à dater de ce moment elle fut confinée au lit; quinze mois après son état ayant empiré, elle se vit forcée d'entrer à l'hôpital où l'on constata une gibbosité dorsale et tous les symptômes du carcinome vertébral. Cette femme succomba en effet uu cancer primitif du rachis dont elle était atteinte. Les accidents paraplégiques, qui suivirent sa chute, semblent indiquer que son accident avait été la cause de la fracture d'un corps vertébral déjà malade, et consécutivement d'une compression presque subite de la moelle.

Chez un malade atteint de cancer primitif du sein, si le même fait se reproduisait, on ne devrait imputer au traumatisme qu'un écrasement prématuré d'une vertèbre déjà atteinte et non l'affection secondaire qui aurait pu rester latente avant l'accident, surtout si ce traumatisme était incapable chez un individu sain de produire une fracture de la colonne vertébrale.

Pour résumer ce qui a trait à l'étiologie, nous devons dire qu'elle est fort obscure, comme celle du reste du cancer en général. L'influence de l'hérédité, pour la tumeur primitive ; du siége, c'est le sein qui donne le plus fréquemment lieu à des dépôts secondaires dans le rachis, la forme squirrheuse du cancer de cet organe, sont les seules données étiologiques certaines que nous possédions.

SYMPTOMATOLOGIE.

Comme nous l'avons vu dans ce qui précède, tous les cancers peuvent donner lieu à une généralisation à la colonne vertébrale ; le cancer du sein en est de beaucoup la cause la plus fréquente. Les symptômes que nous allons passer en revue appartiennent à l'affection générale, quelle que soit l'origine du mal : nous nous appesantirons surtout sur les points les moins étudiés. En renvoyant aux travaux antérieurs, et surtout aux leçons de M. le professeur Charcot, auxquelles nous ferons des emprunts, dans ce qui a trait aux observations que nous publions.

Il est impossible de reconnaître le moment précis où commence l'envahissement néoplasique du rachis, la présence de troubles nerveux, qui sont en général les premiers symptômes, indiquent que les nerfs sont irrités ou la moelle comprimée. Quand ils apparaissent, il y a déjà quelque temps que les vertèbres sont en proie au cancer secondaire.

Souvent même, les lésions osseuses n'ayant eu le temps d'amener aucun trouble avant la terminaison fatale, l'affection passera complètement inaperçue, et l'autopsie seule révélera un commencement de généralisation aux corps vertébraux.

Les symptômes du début sont divers et quelquefois pourraient ne pas faire soupçonner qu'on est en face d'un cancer du rachis commençant. Ainsi, on constatera des troubles gastriques tenaces, et surtout une dyspnée intense, accompagnée ou non de névralgie intercostale et de douleurs articulaires. La première observation que nous publions fournit à cet égard un exemple remarquable. La tumeur que la malade portait au sein, avait été notablement améliorée par la compression, l'état général était très-bon; quand tout à coup on vit apparaître des troubles digestifs, des douleurs articulaires et de la dyspnée tous les soirs; ces symptômes s'améliorant toutefois, la malade sortit de l'hôpital dans un état assez bon; mais, dix jours après, elle était prise d'une paraplégie subite, qui ne laissait aucun doute sur la généralisation de sa maladie.

Nous trouvons dans la thèse de M. Alpherand (1) un autre

(1) Des embolies pulmonaires bénignes. 1875.

exemple d'accidents analogues. Une malade fut opérée, par M. le professeur Verneuil, le 26 septembre 1874, d'une tumeur maligne du sein. L'opération réussit très-bien, et la cicatrisation était en bonne voie. Quand vint le mois d'octobre, on observa un embarras gastrique tenace, un peu d'anesthésie dans les deux jambes. Enfin une dyspnée très-intense ; on crut d'abord à une attaque d'asthme, mais en présence de la persistance de cette dyspnée, M. le professeur Verneuil diagnostiqua : embolies pulmonaires, diagnostic qui se trouva confirmé à l'autopsie de la malade, morte peu de temps après de cancer généralisé à la colonne vertébrale. Dans ce cas, toutefois, ces embolies n'étaient pas cancéreuses. En présence de ces faits, on peut se demander si les accidents dyspnéiques, qui précèdent quelquefois les autres symptômes, n'indiquent pas le début de migrations emboliques cancéreuses, du point primitivement envahi, dans le rachis comme dans le poumon.

Quelquefois les douleurs du début sont une pseudo-névralgie, simulant une véritable sciatique (sciatique double de M. Cazalis), qui pourrait égarer le diagnostic dans un cas de cancer primitif de la colonne, mais qui, chez un malade affecté de tumeur maligne du sein, devra immédiatement attirer l'attention du côté du rachis. Notre cinquième observation, intéressante à plus d'un titre, nous montre un exemple caractéristique de ce mode de début, et présente cette particularité que la sciatique fut ressentie d'abord d'un seul côté.

Le malade dont il s'agit, atteint depuis longtemps d'un squirrhe atrophique du sein, souffrait peu de sa tumeur et n'était nullement cachectique. Le début de ses accidents rachidiens fut marqué par des élancements suivant le trajet du sciatique dans la jambe droite, qui, un mois après, s'irradièrent aussi dans la jambe gauche, en même temps que la région dorso-lombaire devenait douloureuse à la pression.

Dans le même ordre d'idées, M. le professeur Verneuil rapporte le fait suivant :

Consulté, il y a cinq ans, par une femme atteinte d'un squirrhe atrophique du sein de la grosseur d'une noix, il refusa l'opération parce que cette malade se plaignait d'une sciatique double qui lui fit penser que l'affection s'était étendue à la colonne vertébrale.

Deux mois après, une paraplégie subite survint, et à ce moment la sciatique disparut ; cette femme ayant succombé au progrès du mal, on trouva à l'autopsie un cancer de la colonne lombaire siégeant dans le sacrum, proéminant dans le bassin et comprimant la queue de cheval. Il n'y avait pas de généralisation dans les viscères. (Verneuil, *Clinique inédite de la Pitié*, 1874.)

La sciatique dont nous venons de parler est quelquefois remplacée par une paraplégie soudaine, le fait précédent en est un exemple frappant.

Ainsi, pour resumer ce qui a trait aux faits précédents, nous dirons que chez un malade atteint de cancer du sein, opéré ou non, l'apparition brusque de dyspnée, accompagnée de sciatique, d'accidents gastriques intenses, devra appeler l'attention sur la colonne vertébrale. La pseudo-névralgie sciatique indiquera presque toujours que l'on va voir se dérouler l'ensemble symptomatique du mal vertébral cancéreux.

Passons maintenant en revue les phénomènes nerveux qui ont lieu du côté des troncs nerveux et du côté de la moelle. Cette étude a été faite magistralement par M. le professeur Charcot, dans ses leçons de 1873, sur la compression lente de la moelle épinière ; nous n'aurions guère qu'à répéter après lui ce qui a trait à la paraplégie douloureuse du mal vertébral cancéreux, ce serait là une tâche ingrate ; aussi nous bornerons-nous à abréger les principaux traits symptomatiques en les rapprochant des faits saillants que présentent les observations que nous publions.

Ces accidents nerveux constituent la paraplégie douloureuse des cancéreux et reconnaissent pour origine la compression ou l'irritation des troncs nerveux dans les rous de conjugaison, déformés par l'affection vertébrale à la suite de laquelle les vertèbres deviennent souvent molles comme du caoutchouc.

La pseudo-névralgie-sciatique sur laquelle nous venons de nous étendre rentre dans cet ordre de faits.

M. le professeur Charcot a nommé pour la facilité de la description, symptômes extrinsèques, les accidents ayant pour origine les nerfs périphériques, réservant celui des symptômes intrinsèques aux phénomènes de compression de la moelle.

Les symptômes extrinsèques, parmi lesquels se trouvent toutes les pseudo-névralgies observées dans le mal vertébral cancéreux, précèdent l'apparition des symptômes intrinsèques avec lesquels ils co-existent plus tard.

Le nom de paraplégie s'applique à tous les accidents nerveux dont nous venons de parler, quel que soit d'ailleurs le point de la colonne vertébrale qui soit l'origine de ces accidents.

La paraplégie apparaît quelquefois soudainement, rendant la marche impossible, tel est le cas de la malade qui fait le sujet de notre première observation. D'autres fois ce sont des douleurs en ceinture dans l'abdomen ou la poitrine, des névralgies intercostales s'accompagnant d'hyperesthésie des téguments ; ces douleurs sont quelquefois atroces et rendent les mouvements volontaires ou communiqués impossibles. Il faut noter l'absence des points douloureux exagérés par la pression.

Notre deuxième observation donne un exemple remarquable de paraplégie cervicale, le premier phénomène qui se montra fut de la roideur dans le cou du côté gauche qui s'inclina progressivement de ce côté ; plus tard, cette région fut le siége d'une tuméfaction, en même temps est survint de la paraplégie des membres inférieurs, les deux jambes furent à peu près paralysées ; chez cette femme, toute la colonne vertébrale était malade, mais les lésions les plus avancées se voyaient dans la région cervicale et la quatrième vertèbre était le siége d'une fracture.

On observe la plupart du temps, dans des cas semblables, des pseudo-névralgies cervico-brachiales.

Souvent les premiers symptômes sont une douleur vive à la pression dans la région vertébrale.

C'est à la suite de ces accidents que l'on observe quelquefois des éruptions de zona, l'anesthésie cutanée de l'arthropathie de l'atrophie musculaire et des contractures. Les malades de nos observations présentent tous ces symptômes, moins toutefois les éruptions de zona, qui paraissent assez rares.

Symptômes intrinsèques. — Après ces symptômes extrinsèques souvent simultanément, on se trouve en face de la compression proprement dite de la moelle, ou de la myélite chronique. M. Charcot a étudié ces symptômes, que nous analyserons en les abrégeant, nous contentant de passer en revue les principaux ; nous rappellerons toutefois ici que ce n'est pas toujours, quoique ce soit le cas le plus fréquent, la compression mécanique causée par le rachis déformé qui en est l'origine, mais qu'ils peuvent être aussi produits par l'irritation et l'inflammation chronique de la moelle, consécutives aux lésions des méninges (voir anatomie pathol.).

Les troubles moteurs, consistant en parésie des membres inférieurs, ouvrent quelquefois la marche, d'autres fois ce sont les troubles sensitifs : tels que, picotements, fourmillements, sentiments de constriction qui se montrent les premiers. La transmission des impressions sensitives s'effectue longtemps physiologiquement, puis elle présente différents troubles; ainsi la sensibilité peut-être conservée au chatouillement, être obtuse à la douleur, abolie au froid et très-obtuse à la chaleur. Les malades accuseront du froid quand la température s'élèvera *et vice-versa* ; on observera aussi des retards dans la perception, retards variables dans les membres inférieurs. Chez la malade qui fait le sujet de notre première observation, une piqûre d'épingle faite à la jambe droite, était perçue avec un retard de trois secondes à droite, tandis qu'à gauche ce retard était de six secondes. M. Charcot cite des faits où il était de trente secondes.

Du côté de la motilité, à la parésie succcède de la paralysie avec flaccidité des membres, puis des secousses, des crampes, de la contracture, de la rigidité temporaire faisant place plus tard à de la contracture permanente. Les membres d'abord dans l'extension, prennent bientôt l'attitude de la flexion forcée et cela au membre supérieur comme au membre inférieur.

Suivant la hauteur de la lésion médullaire, les sphincters rectal et uréthral, sont en état de spasme ou de paralysie, de l'incontinence ou rétention d'urine et de matières fécales. La malade de notre première observation, présente de l'incontinence, tandis que celle de la deuxième observation, est d'abord atteinte de rétention qui fait place plus tard à de l'incontinence.

Les urines deviennent ammoniacales et purulentes, et, par leur contact avec les eschares du sacrum, ajoutent aux douleurs des malades, chez lesquels on ne peut laisser de sondes à demeure, car elles sont rapidement obstruées par des dépôts purulents.

Les troubles trophiques amènent fatalement des eschares, à la région sacrée et fessière, dont la marche exceptionnellement rapide indique qu'elles ne sont pas l'effet du décubitus. Ces eschares, qui résistent à tous les moyens de traitement, deviennent d'une étendue considérable, hâtant ainsi la terminaison funeste qui est amenée par les progrès de la cachexie, et souvent par des affections intercurrentes comme la pneumonie, la pleurésie, ou même la cystite purulente.

DIAGNOSTIC.

Le diagnostic de l'affection qui nous occupe découle de la symptomatologie qui précède. En présence d'un malade présentant une tumeur maligne du sein et accusant les troubles nerveux que nous avons mentionnés plus haut, on sera conduit facilement à l'idée de généralisation de la tumeur à la colonne vertébrale.

Il n'y aura pas, dans le point limité que nous traitons, les difficultés de diagnostic que présenteraient un cancer primitif ou les tumeurs, quelles qu'elles soient, du rachis et de la moelle épinière.

Disons toutefois que les malades peuvent ne pas accuser ces lésions primitives et que des squirrhes atrophiques du sein ont passé quelquefois inaperçus.

M. Charcot cite le fait suivant :

Consulté par une dame qui se plaignait d'une névralgie cervico-brachiale, il fut frappé du caractère spécial de la douleur ; il interrogea cette dame qui déclara n'avoir aucune tumeur mammaire. Ayant malgré ses dénégations procédé à l'examen du thorax, il découvrit au grand étonnement de la malade que l'un des seins était déformé par un squirrhe atrophique.

Notre observation cinquième nous offre un fait à peu près analogue, il s'agit d'un malade qui, au début, ne reconnaissait pas les lésions dont il était affecté, alors même que le médecin avait attiré son attention sur ce point.

Nous ne ferons pas ici le diagnostic différentiel du cancer du rachis et des autres affections si nombreuses dont peut être affectée la colonne vertébrale, le sujet particulier que nous traitons nous en dispense et nous renverrons aux leçons sur la compression lente de la moelle épinière de M. le professeur Charcot. Le seul cas où l'on pourrait avoir à faire un diagnostic différentiel, ce serait celui où coexisteraient des tumeurs médullaires d'une nature différente avec un cancer du sein; dans ce cas le diagnostic serait impossible.

Mais nous appellerons l'attention sur des faits qui pourraient en imposer même à un observateur éclairé et amener des conséquences fâcheuses pour le malade, par une temporisation prolongée.

Si l'on veut bien se reporter à l'observation troisième de notre thèse rapprochée pour cette raison de l'observation première, nous voyons que la malade atteinte de la tumeur du sein qui en fait l'objet, a présenté des accidents nerveux tels qu'élancements, crampes dans les deux jam-

bes, diminution de la sensibilité, fourmillements, picotements, et douleurs passagères depuis le genoux jusqu'aux
orteils.

Ces accidents étaient assez intenses pour rendre le sommeil impossible. De l'incontinence d'urine et des troubles
pulmonaires, pouvant faire penser à des embolies pulmonaires malignes, avaient amené M. le professeur Verneuil à porter le diagnostic : généralisation cancéreuse à
la colonne vertébrale. — A la suite d'un érysipèle, tous
ces accidents disparurent soudainement. La recherche at-
tentive des antécédents fit connaître que la malade avait
été longtemps atteinte d'hystérie, et l'on rattacha avec
raison tous ces accidents à une nouvelle attaque de la maladie primitive.

La tumeur fut alors extirpée et cette femme sortit de
l'hôpital sans trace de généralisation cancéreuse aux os.—
Nous voyons donc que quelquefois des troubles hystéri-
formes pouvaient en imposer pour une lésion cancéreuse,
surtout au début où l'on ne constate que des phénomènes
vagues, pas encore très-bien localisés, et où l'on ne trouve
point de gibbosités dorsales qui éviteraient toute erreur.

On sera mis en garde par un examen attentif des antécédents et par l'absence presque constante de cachexie.

Comme nous l'avons dit dans la partie de notre travail
qui a trait à l'anatomie pathologique, le cancer secondaire
peut atteindre seulement la colonne vertébrale, ou bien
encore le rachis et d'autres viscères. Le diagnostic de cet
envahissement des organes internes est extrêmement difficile et ne peut guère avoir lieu que pour les accidents
pulmonaires, où il est encore entouré des plus grandes
difficultés ; ces organes ne donnent pas, comme on pourrait le croire, des signes de pneumonie franche, mais

des symptômes peu caractéristiques, du souffle, de la dyspnée, des râles bullaires. On croit généralement aujour-
d'hui que l'envahissement des viscères peut avoir lieu
par des embolies cancéreuses parties des tumeurs périphériques ; daus ces cas, l'irruption des symptômes se fait par
saccades, par attaques qui correspondent au moment où
la matière cancéreuse est déposée dans les viscères. On
peut alors, comme nous l'avons déjà dit, se croire en présence d'accès d'asthme. Les symptômes nerveux mettront
dans ces cas sur la voie du diagnostic, leur coïncidence avec
les signes que nous venons d'énumérer devra faire penser
que la généralisation ne se borne pas au rachis, mais atteint encore les poumons et peut-être d'autres viscères.

PRONOSTIC.

L'incurabilité est un des caractères du cancer ; il amène
inévitablement la mort des malades, et toutes les ressources
de l'art échouent; le pronostic du mal vertébral cancéreux
est encore plus grave, car la terminaison funeste est plus
rapide. Dans trois des observations que nous publions, la
mort a eu, pour plus long terme, quatre mois à dater de
l'apparition des symptômes indiquant clairement l'infection secondaire du rachis. Rien ne saurait retarder la
terminaison fatale de la maladie qui peut, au contraire,
être hâtée par des accidents intercurrents, notamment par
les eschares de la région sacrée qui ne font jamais défaut;
nous avons parlé ailleurs des accidents viscéraux.

TRAITEMENT

C'est ici le lieu de dire quelques mots du traitement de
la tumeur primitive; il est d'abord un point incon-

testable.pour tout le monde, l'ablation de la tumeur du sein est formellement contr'indiquée quand il existe des symptômes certains de propagation au rachis, ce serait ajouter sans aucun bénéfice les souffrances d'une opération aux douleurs atroces que souffrent déjà les malades et peut-être hâter la marche de l'affection secondaire.

L'intervention chirurgicale a-t-elle une influence quelconque sur la généralisation du cancer à la colonne vertébrale?

Ce que l'on peut affirmer, c'est que l'extirpation n'empêche pas cette généralisation alors même qu'elle est faite dans les meilleures conditions.

L'observation IV, de notre travail, peut-être donnée comme un exemple type.

L'opération semblait réunir toutes les chances de succès; aucun ganglion n'était atteint, il n'existait aucun signe de cachexie, la tumeur fut extirpée totalement. Cependant un an après, la malade revint à l'hôpital, il y avait récidive sur place. Peu de temps après, la colonne vertébrale fut envahie et elle succomba. Nous conclurons en disant qu'il nous semble que l'opération chirurgicale du cancer du sein ne semble avoir aucune influence sur la généralisation secondaire au rachis.

Toutes les fois qu'on se trouvera en présence d'une tumeur cancéreuse du sein, qui ne s'accompagnera ni de cachexie, ni d'infection ganglionnaire, ni de troubles du côté du rachis, il faudra en pratiquer l'ablation, c'est le seul moyen d'être véritablement utile au malade.

De même que pour le cancer primitif, il n'existe dans la thérapeutique aucun remède pour les lésions consécutives du rachis; l'expérience a montré l'inanité de toutes les préparations employées contre l'affection cancéreuse.

Toutefois, il est une indication qu'il faut remplir absolument, c'est celle de calmer les douleurs affreuses que ressentent les malades atteints de cette triste affection. On est obligé d'avoir recours aux opiacés; on à employé l'acétate de morphine à l'intérieur ; les injections hypodermiques d'hydrochlorate sont préférables. Comme on est obligé d'augmenter insensiblement les doses, il se produit des troubles gastriques intenses qui achèvent d'épuiser les malades. Nous croyons que le chloral à l'intérieur, quelques pulvérisations d'éther sur le rachis seraient utiles, et qu'en alternant ces moyens avec les opiacés, on atténuerait les troubles digestifs qui sont extrêmement pénibles.

Obs. I. (Recueillie par M. Marcano). Hôpital de la Pitié, salle Saint-Augustin, no 4, service de M. le professeur Verneuil). — Cancer de la mamelle. Cancers secondaires de la colonne vertébrale. — Fracture du rachis. — Accidents nerveux. — Mort. — Autopsie. '

J. Clémentine, domestique, mariée, née à Salins (Jura), entre à l'hôpital le 28 août 1874.

Cette malade était déjà venue au mois de juin pour se faire soigner d'une tumeur du sein gauche ; à ce moment, toute la glande était envahie, elle commençait à contracter des adhérences avec la peau, le diagnostic était très-obscur ; comme il n'y avait que peu de douleur, aucune infection, ni ganglionnaire ni générale, M. Verneuil se contententa de faire une compression énergique sur la mamelle.

Amélioration locale, le volume de la glande diminue, quelques troubles éloignés se montrèrent peu tranchés et peu nets ; la digestion devint difficile, irrégulière. Les articulations furent prises de douleurs vagues, la malade se plaignait de dyspnée ; ces symptômes s'améliorèrent et disparurent enfin, elle rentra chez elle. Le 28 août elle revient à l'hôpital et raconte que l'amélioration a fait des progrès pendant les dix jours qui ont suivi sa sortie de la Pitié, mais que le dixième jour, prise subitement de paraplégie, la marche lui devint impossible. La persistance de ces accidents l'oblige à rentrer à l'hôpital.

Tumeur du sein. — Elle ne siége qu'au côté gauche, do la grosseur d'une pomme, globuleuse, avec de petites bosselures irrégulières adhérentes à la peau, surtout à la partie moyenne, elle se confond sur les côtés avec la glande mammaire, quoique les limites de chacune soient assez marquées, grâce à leur différence de consistance.

La tumeur a la dureté du squirrhe, son volume n'a pas sensiblement augmenté depuis le mois de juin. Pas d'ulcération, les ganglions sont sains. L'état local semble être resté stationnaire et la tumeur n'a pas de tendance à s'étendre.

Etat général. — Les jambes sont enflées depuis un mois. Paraplégie complète des membres inférieurs. Mouvements réflexes normaux. Sensibilité au chatouillement conservée ; a la douleur obtuse, au froid abolie, à la chaleur très-obtuse. Tout cela des deux côtés.

La perception est retardée ; quand on pique les jambes avec une épingle, elle s'en aperçoit au bout de trois secondes à droite et de six à gauche.

Pas de crampes dans les mollets, douleurs fulgurantes depuis un mois. Mouvements provoqués, faciles et sans douleurs, pas d'épilepsie spinale d'aucun des deux côtés. Température égale dans les deux jambes, mais erreur de perception qui fait que la malade a froid dans la jambe alors que la température s'est élevée et *vice versa.*

Mains très-faibles, mais aussi fortes à droite qu'à gauche, pas d'accidents encéphaliques ; les sphincters urétral et rectal étant paralysés, la malade urine et va à la garde-robe sous elle. Quelques jours après l'entrée, douleurs en ceinture parfois très-intenses.

5 septembre. L'état général n'a pas changé, les sphincters sont toujours paralysés ; la malade, quand on la change de draps, accuse des douleurs intolérables dans les membres inférieurs. Diarrhée très-intense, urine très-ammonicale. La région fessière rougit à la partie moyenne.

Le 10. Eschare complétement formée, urines de plus en plus fétides ; leur contact avec l'eschare est très-douloureux. Sonde à demeure, rien de nouveau comme accidents généraux. Pas de fièvre ; on panse l'eschare avec de la poudre de quinquina.

1er octobre. Douleurs très-intenses s'étendant dans le thorax particulièrement à la partie supérieure, le maximum d'intensité est au niveau du quatrième espace intercostal. Douleur très-intense le long du gros orteil du pied gauche. Eschare immense occupant toute l'étendue de la région sacrée, empiétant sur la région fessière et laissant voir l'os sacré complètement à nu ; bord décollé sur une très-grande étendue, les autres symptômes persistent. Les douleurs sont de plus en plus intenses ; les urines ammoniacales ajoutent aux souffrances de la malade ; diarrhée continuelle. Injection de morphine tous les jours.

Delarue.

Le 18. Dans la matinée, une douleur subite très-intense s'est montrée à la partie supérieure de la colonne vertébrale entre la cinquième et la sixième vertèbre dorsale; à l'exploration, on trouve dans cette région une incurvation trés-prononcée de la colonne à convexité postérieure très-limitée et très-doulcureuse au toucher. On diagnostique, fracture de la colonne; il n'y eut pas de craquements pendant sa production, aucun changement dans l'état général ; la sensibilité est restée complètement abolie dans les membres inférieurs.

Le 21. Hallucinations.

Le 22. Grand affaiblissement des fonctions intellectuelles, les hallucinations continuent, l'amaigrissement et la faiblesse générale augmentent.

Le 27. Anémie extrême. Mort à neuf heures du soir.

Autopsie faite le 29 octobre, 37 heures après la mort.

On constate les lésions suivantes :

Sternum. — Il présente une luxation à l'union de ses deux pièces supérieures ; pas de fractures, l'os semble atteint de dégénérescence, il est grisâtre, et le tissu aréolaire semble raréfié.

Cavités splanchniques. — Le foie, très-volumineux, remonte jusqu'au cinquième espace intercostal ; le diaphragme, refoulé en haut, repousse le poumon qui n'occupe plus qu'une très-petite place.

Poumons. — Ils sont réduits à un petit volume, sains, un peu anémiés ; sous la plèvre pulmonaire se trouvent quelques petites taches blanchâtres n'ayant pas d'adhérences avec les plèvres pariétales, mais seulement avec le tissu pulmonaire; elles sont formées de tissu conjonctif, de cellules et de fibrine, rien de cancéreux. Les ganglions bronchiques renferment de petites masses calcaires.

Cœur. — Il est mou, quelques caillots dans le ventricule droit, le gauche est vide; myocarde sain ; 150 grammes de sérosité dans le péricarde.

Foie. — Enorme, pesant 2620 grammes, vésicule petite et presque vide, le foie présente une coloration jaunâtre parsemée de points rouges, la surface est lisse et présente des excavations qui correspondent aux côtes. La coupe est d'un jaune mat, parsemée de petits points rouges correspondant à la coupe des veines sus-hépatiques Les limites des lobules sont effacées, le tissu est très-mou, pas de tumeurs ni de néoformations, le foie est graisseux.

Rate. — Tissu normal, légère adhérence avec le diaphragme.

Les reins sont mous, pas de tumeurs, la surface est jaunâtre à la coupe surtout au niveau de la substance corticale.

Colonne vertébrale. — En arrière de l'œsophage à la partie latérale droite de la septième vertèbre dorsale, on trouve une poche du vo-

lume d'une noix, allongée dans le sens vertical et remplie de pus qui
s'est écoulé, pendant qu'on enlevait l'œsophage, le doigt sent dans
cette cavité des parcelles de poussière osseuse, et on arrive ainsi jusqu'aux vertèbres complètement dénudées.

La septième dorsale a disparu presqu'entièrement, elle n'est plus
représentée que par deux crètes irrégulières séparées entr'elles par
le pus.

Les sixième et huitième dorsales sont inclinées l'une sur l'autre et
produisent ainsi une incurvation de la colonne dont la convexité est
représentée par les apophyses épineuses qui sont éloignées d'une
quantité égale au rapprochement de leur corps.

A la coupe on constate que toutes les vertèbres sont malades, leur
tissu est jaune, ramolli, inégal. Dans certains endroits on retrouve
l'aspect du tissu normal.

La septième cervicale a presque disparu. A sa place on ne trouve
qu'un petit coin osseux ayant presque la dimension d'un disque inter-
vertébral. Sans la différence de coloration, on croirait avoir affaire à
trois disques intervertébraux superposés ; il n'y a pas d'incurvation à
ce niveau; l'usure s'étant faite symétriquement, il ne s'est produit
qu'un abaissement en masse.

Méninges rachidiennes.— La dure-mère, au-dessous du renflement,
cervico-brachial dans une étendue de 0^m15. présente à sa face postérieure
des adhérences considérables et très-résistantes avec le tissu cellulo-
graisseux du rachis, indurée dans toute son étendue ; très-épaissie, elle
est doublée par une couche de tissu lardacé d'au moins 2 millimètres
d'épaisseur. A ce même niveau, on voit une vascularisation très-notable à sa partie interne. Ces adhérences n'existent pas à la face
antérieure de la moelle, qui ne présente qu'un peu de vascularisation
dans les points où l'épaisseur normale est conservée.

Moelle. — Toutes les branches de l'artère spinale postérieure, au-
dessous du renflement cervical, sont dilatées et pleines de sang. La
spinale antérieure est dans le même état. La consistance de la moelle
normale à la partie supérieure est fort diminuée au niveau des points
où la dure-mère est épaissie.

Le renflement lombaire est sain.

Les racines présentent leur coloration et leur volume normaux. A
la coupe, dans la région cervicale, on constate une teinte grisâtre du
cordon latéral droit, la région dorsale de la moelle est très-diffluente,
les cornes ont une teinte gélatineuse; les cordons, particulièremen
le cordon latéral droit, sont grisâtres avec un petit pointillé très-ma-
nifeste ; il n'y a pas d'altérations à la région lombaire.

Encéphale. — En ouvrant les méninges, il s'écoule une petite quantité de sérosité jaune-citron.

Les centres encéphaliques sont sains.

Examen histologique de la moelle. — Peu d'altération à la partie supérieure de la région cervicale, les cornes antérieures et postérieures sont saines, on voit à peine un léger épaississement des travées conjonctives dans l'intérieur du cordon de Goll.

A la partie inférieure, on trouve un foyer de myelite occupant une longueur de 15 centimètres, correspondant à l'endroit où les méninges adhéraient à la moelle. Dans toute cette étendue, les deux cornes antérieures sont détruites, à peine trouve-t-on à leur extrémité la plus interne une ou deux cellules nerveuses de loin en loin.

Les cornes postérieures sont détruites dans presque toute leur étendue ; le tissu qui forme le foyer de myélite est friable, il durcit moins régulièrement que le reste de l'étendue de la moelle, il paraît formé par un réseau régulier qui rappelle les réseaux de cellules plasmatiques dans lesquelles seraient infiltrées un nombre considérable de petites cellules rondes embryonnaires.

Au centre de ce tissu altéré, les cellules nerveuses ont complètement disparu, mais on y voit de loin en loin des points arrondis, réfringents, fortement colorés par le carmin et qui paraissent être des cylindres d'axe.

En parcourant différentes coupes de moelle de haut en bas, on voit que ces lésions s'atténuent peu à peu à mesure qu'on descend.

A la région lombaire on trouve, dans l'épaisseur des cornes antérieures, de petits îlots disséminés présentant le même aspect que le foyer de myélite à la région cervicale ; les groupes cellulaires du renflement lombaire sont parfaitement conservés ; dans la partie centrale on retrouve de petits foyers de myélite.

Pas de dégénération secondaire des cordons latéraux.

La tumeur du sein était un squirrhe. Dans la colonne vertébrale, on retrouve reproduite la même forme de néoplasie, de même que dans le sternum où le processus est moins avancé et où l'ostéite domine.

Obs. III. (Recueillie par M. Marcano). Hôpital de la Pitié, salle Saint-Augustin, n° 10, service de M. le professeur Verneuil). — Sarcôme de la mamelle. — Accidents hystériques ayant fait croire à un envahissement de la moelle. — Extirpation. — Guérison.

P. (Jeanne), 51 ans, cordonnière, mariée, née à Autun, entre à la Pitié, le 18 octobre 1874, pour une tumeur du sein gauche datant de 2 ans. D'abord, elle avait senti une grosseur du volume d'une lentille roulant facilement sous le doigt ; elle n'aurait donc pas contracté d'adhérences cutanées au début. Le développement primitif fut très-long. Cinq mois après se manifestèrent des douleurs très-fortes ; il n'y a jamais eu d'écoulement.

Actuellement, la tumeur a le volume du poing, siégeant au-dessous du mamelon, adhérente à la peau par sa partie moyenne ; à ce niveau, l'enveloppe cutanée est déprimée ; elle est ovoïde, dirigée du haut en bas, de dedans en dehors, la saillie qu'elle forme est peu prononcée, car elle semble se développer surtout vers la profondeur ; les ganglions sont peu sensibles, mais, au dire de la malade, ils se seraient engorgés au début de son affection. En les cherchant attentivement, on les trouve collés contre la face profonde de la paroi antérieure de l'aisselle. Des douleurs parfois intolérables persistent dans la mamelle.

Depuis le commencement de l'année, cette femme a éprouvé des élancements et des crampes dans les deux jambes, plus accentués la la nuit. Ces accidents disparaissaient après la marche ; malgré des améliorations répétées, ils persistèrent, et au moment où la malade entre à l'hôpital la sensibilité est diminuée dans les membres inférieurs des deux côtés, mais seulement au contact et à la douleur ; pas de contracture ni d'épilepsie spinale, ni aucun trouble de la myotilité ; hyperesthésie considérable dans les environs de la tumeur ; du côté droit fourmillements, picotements et douleurs passagères depuis les genoux jusqu'aux orteils.

Ces différents symptômes présentent une grande intensité, et vont parfois jusqu'à rendre tout sommeil impossible. Frictions avec de l'eau-de-vie camphrée.

31 octobre. — Douleurs excessivement intenses au-dessous du mamelon du côté gauche, qui suit la direction de l'espace intercostal jusqu'à la colonne vertébrale. — Vésicatoire.

5 novembre. — Depuis trois jours, elle est prise d'incontinence nocturne d'urine ; elle est obligée de se lever plusieurs fois la nuit pour satisfaire le besoin, et la nuit dernière elle fut atteinte d'un frisson subit en se rendant au cabinet. Ce matin, la face est vultueuse et très-rouge ; elle accuse un point de côté à gauche, au niveau du sommet du poumon, assez fort pour l'empêcher de tousser. La percussion ne fournit que des signes négatifs. Rien à l'auscultation en arrière, en avant on entend au-dessus de la clavicule un bruit de souffle très-intense. Pas de râles, ni d'égophonie, ni de bronchophonie. — T. 39,6.

Potion de Todd ; 6 ventouses scarifiées ; le soir, amélioration très-notable. — T. 39,2.

Le 6. — La nuit dernière, nouveau frisson. Ce matin, on constate une érysipèle qui part du vésicatoire et envahit une grande étendue du thorax. Le souffle diminue ; un peu de toux. — T. 40.

Eméto-cathartique. — Le soir, la malade va mieux ; l'érysipèle n'a plus de tendances à l'envahissement. — T. 38,4.

Le 10. — Tous les accidents ont disparu, plus d'érysipèle, plus de souffle.

Les phénomènes de sensibilité qu'on avait observés avant l'envahissement du dernier érysipèle n'existent plus, la malade est complètement guérie, et n'a plus que sa tumeur de la mamelle ; au lieu de l'hyperesthésie, on constate maintenant de l'anesthésie.

M. Verneuil avait porté le diagnostic : généralisation du cancer à la colonne vertébrale donnant lieu à une affection secondaire de la moelle.— En présence de la disparition inattendue de ces accidents, il fallait trouver une nouvelle explication, ce diagnostic n'étant plus soutenable, voici ce que l'examen des antécédents apprit alors : cette malade, à l'époque de la puberté, avait été atteinte d'accidents hystériques très-prononcés qui consistaient dans des attaques précédées de la sensation de boule; cet état persista jusqu'à son troisième accouchement; à 22, ans elle eut un quatrième enfant, et à cette époque se déclara une ulcération de la matrice qui ne guérit qu'au bout de cinq ans ; — dès lors le diagnostic fut changé et on attribua tous ces accidents à un réveil de l'hystérie qui était venue se déclarer anormalement chez une femme de 51 ans, malgré sa guérison apparente, M. Verneuil, en présence des bonnes conditions locales de la tumeur et de l'absence complète de cachexie se décida à l'extirpation, elle fut pratiquée le 25 novembre.

Le 25. Opération. — Incision longitudinale suivant la direction du grand axe de la tumeur. — Après la peau on tombe sur un paquet graisseux si volumineux qu'au premier moment on aurait pu croire à un lipôme, mais en l'enlevant complètement on arrive à la véritable tumeur qui se présente avec le volume d'une noisette. — Elle était donc complètement englobée dans cette masse de tissu adipeux et on ne pouvait l'explorer directement ; aussi le néoplasme est-il bien plus petit qu'on ne l'avait cru et ne représente que le tiers de la masse totale; — son tissu est blanchâtre, dur et difficile à couper, la tumeur crie sous le scalpel et le raclage n'en exprime pas de suc. Elle est peu vasculaire et très-uniforme, les ganglions sont tellement petits que leur extirpation semble au moins inutile.

Les suites de l'opération furent très-bénignes, et la malade put quitter l'hôpital le 19 décembre complètement guérie et sa plaie presque cicatrisée.

L'anesthésie qui existait la veille de l'opération avait fait place à la sensibilité normale.

L'examen microscopique montra que la tumeur était un sarcome encéphaloïde fasciculé.

Obs. II. (Recueillie par M. Marcano). Hôpital de la Pitié, salle Saint-Augustin, n° 24, service de M. le professeur Verneuil. — Cancer de la mamelle. — Cancer secondaire de la colonne vertébrale. — Accidents nerveux. — Mort. — Autopsie.

B... (Florence-Eugénie), 60 ans, sans profession, née à Châtillon, entrée à l'hôpital de la Pitié le 30 septembre 1873, vient se faire soigner pour une tumeur du sein gauche qui débuta il y a deux ans par une petite saillie douloureuse, les douleurs attirèrent l'attention de cette femme, et lorsqu'elle constata pour la première fois sa grosseur, celle-ci avait atteint les dimensions d'une petite noisette et adhérait à la peau, l'accroissement fut d'abord très-lent, mais un an après le début, la marche devint beaucoup plus rapide, sans que les douleurs fussent plus intenses. Depuis trois mois la tumeur a beaucoup grossi, il n'y a jamais eu d'écoulement par le mamelon, malgré le volume actuel de la grosseur, la malade ne s'est décidée à entrer à l'hôpital que parce qu'elle souffre d'accidents d'un autre genre.

Le néoplasme siége au côté gauche, du volume du poing il est situé symétriquement par rapport à la mamelle, de telle sorte que le mamelon, éloigné également de tous les points de sa circonférence, peut être considéré comme le centre de la tumeur, de ce point elle s'irradie latéralement dans toutes les directions pour venir se confondre petit à petit avec les lobules glanduleux.

Adhérence générale à la peau, consistance très-dure, douleurs persistantes beancoup plus intenses la nuit, quelques ganglions axillaires engorgés; depuis un mois le cou a commencé à devenir roide et douloureux du côté gauche et s'est incliné progressivement de ce côté, en ce moment il est fortement penché; il est impossible de le ramener à sa rectitude normale, toute la région est spontanément douloureuse; en l'explorant on sent une tuméfaction vague dans la région des apophyses transverses cervicales.

En même temps que cette tuméfaction se montrait, les mouvements du membre inférieur s'affaiblissant petit à petit la marche devenait subitement impossible. Elle arrive à l'hôpital dans un état de cachexie assez prononcé, ne rendant compte que difficilement de la succession des symptômes qu'elle a éprouvés; son état actuel est le suivant paralysie motrice incomplète du membre inférieur gauche, quelques mouvements persistent, mais ne peuvent être exécutés qu'à grand' peine, le membre inférieur du côté droit impotent est dans un état d'inertie complète; — tonicité musculaire conservée; il y a même un peu de contracture peu marquée au pied, ce membre est sensiblement plus froid que le gauche, extension forcée du gros orteil. Sensibilité réflexe considérablement augmentée, pas d'épilepsie spinale véritable; mais le pied réagit quand on lui imprime une forte secousse par deux ou trois petits tremblements; quand on regarde le gros orteil on y voit se produire deux ou trois fois par minutes des contractions spontanées dans le sens de la flexion, contractures passagères de tout le membre, — sensibilité à la pression des muscles du côté droit n'existant pas à gauche, sensibilité à la douleur conservée à droite sans retard de la perception.

Au pincement, sensibilité diminuée à gauche; tout le côté droit est plus sensible que le gauche.—Sensibilité au froid diminuée à gauche. Le membre supérieur droit est complètement paralysé, les doigts en demi-flexion ne peuvent être étendus complètement. — L'avant-bras est aussi en demi-flexion, mais on peut l'étendre sur le bras et l'on constate alors un peu de résistance musculaire contre laquelle il faut lutter. La température est la même des deux côtés. Pas de douleurs fulgurantes. Le côté gauche présente les altérations suivantes : Sensibilité très-diminuée dans toute l'étendue du membre, complètement nulle à la main; — celle-ci ne peut même pas tenir l'objet le plus léger. Un peu de roideur. Contractions involontaires des muscles. — Main et avant-bras insensibles, la sensibilité reparaît au niveau du bras.

Du côté droit la sensibilité est aussi très-diminuée, mais persiste partout même à la main. Rétention d'urine et de matières fécales, les garde-robes ne sont possibles qu'à l'aide de lavements purgatifs; il faut sonder la malade deux fois par jour, elle souffre beaucoup et dort très-difficilement.

En explorant le rachis, on ne trouve aucune déformation de courbure en dehors de celle qui a été signalée au niveau des apophyses transverses. Cataplasme sur la tumeur, injections hypodermiques, pilules d'opium alternant avec des potions au chloral.

14 octobre. Pas de changements en dehors de l'état cachectique qui suit une marche croissante, mais tout d'un coup la rétention d'urine fait place à un relâchement du sphincter.

Les urines fortement ammoniacales laissent un dépôt dans la vessie qui en obture le passage, de telle sorte que la sonde à demeure toujours bouchée ne peut plus être conservée; aussi il y a tantôt incontinence et tantôt rétention suivant que les dépôts bouchent l'urèthre ou qu'ils le laissent perméable, on fait plusieurs injections par jour dans la vessie, le sacrum commence à s'écorcher.

5 novembre. Les deux mains sont très-enflées, le cou est fortement ncliné.—Du côté gauche, les douleurs de la tumeur sont si fortes qu'on est obligé de faire plusieurs injections sous-cutanées par jour.

L'état général ne change pas.—La cachexie et l'affaiblissement font des progrès très-rapides, mais les phénomènes nerveux restent stationnaires.

La tumeur, loin de grossir, diminue et semble se rétracter petit à petit, jusqu'à présent il n'y a pas d'ulcération, les ganglions sont toujours engorgés, mais leur nombre ne semble pas augmenté.

Le 10. Dyspnée très-intense.—A l'auscultation, on trouve un peu de faiblesse du murmure vésiculaire à droite, mais très-peu marquée, pas de toux ni de crachement de sang ; l'eschare augmente considérablement; elle occupe la moitié de l'étendue du sacrum.

Le 20. La malade commence à avoir du délire; elle est dans un état de prostration et de faiblesse extrêmes.

Le 24. L'anémie cérébrale se prononce de plus en plus, la cachexie est à son maximum, la malade ne peut plus parler, elle s'épuise petit à petit et finit par mourir le 28 novembre.

L'autopsie faite le 1er décembre, 36 heures après la mort, révéla les lésions suivantes :

Pas de rigidité cadavérique.

Il existe sur la plèvre pariétale qui recouvre le sternum à droite quelques taches d'un blanc mat, arrondies, légèrement élevées et dures (l'examen ultérieur démontra que c'était de la pleurésie localisée et qu'il n'y avait pas de trace de tissus cancéreux).

La plèvre diaphragmatique droite est couverte d'une fausse membrane tomenteuse, rose, sur laquelle on trouve un semis de taches blanches analogues à celles qui existent sur la face postérieure du sternum; dans la plèvre droite on trouve 400 grammes de sérosité jaune brunâtre, dans laquelle nagent de petits flocons filamenteux.

Poumons. — Adhérences légères des deux sommets plus fortes à gauche. Coloration normale, face antérieure normale ; toute la base du poumon droit est recouverte de fausses membranes réticulées que l'on peut en détacher facilement.

Plus haut, on trouve sur la surface externe de la plèvre pulmonaire de petits grains blancs très-adhérents présentant le volume d'un grain de millet. Rien de semblable sur les coupes de poumon.

La plèvre costale droite, très-vasculaire, présente quelques fausses membranes et de petits grains blancs semblables aux précédents.

La cinquieme côte droite présente dans son milieu une tuméfaction fusiforme saillante en dedans et en dehors, au niveau de laquelle l'épaisseur de la côte est triplée.

Le cœur renferme plusieurs caillots fibrineux ; vide il pèse 220 gr. Son tissu est ferme et d'une coloration foncée. Il est absolument sain. La vésicule biliaire contient un gros et un petit calcul, de la bile mêlée de pus. Adhérence de la vésicule au péritoine voisin.

La râte pèse 30 grammes et est saine.

Encéphale. — La base du crâne est saine. Méninges crâniennes saines.

Cerveau. — Anémié, pèse 980 gr. Substance corticale tres-pâle. Pas de lésions en foyer. Rien d'apparent dans le cervelet et dans le bulbe; ils pèsent ensemble 145 gr.

Colonne vertébrale. — En détachant les muscles spinaux, on constate que la quatrième vertèbre cervicale est le siége d'une fracture En détachant des vertèbres cervicales le surtout ligamenteux postérieur, on remarque que les corps de tous ces os sont ramollis ; le scalpel y pénetre avec une grande facilité, surtout dans la troisième et la quatrième cervicales, qui sont les plus malades.

La face antérieure de la colonne ne présente aucune déformation dans aucun point. A la coupe des corps vertébraux, on trouve leur tissu mou, spongieux, et s'écrasant facilement sous l'ongle; le scalpel s'y enfonce comme dans du beurre. L'apophyse épineuse de l'axis est plus volumineuse que de coutume. Le corps de la neuvième dorsale est le siége d'un ramollissement notable de son tissu. Le grand surtout postérieur s'en détache très-facilement et laisse à nu un tissu osseux d'une grande mollesse, facile à écraser.

Toute la colonne présente une coloration rougeâtre à la coupe ; dans d'autres endroits elle est grisâtre, mais ne présente nulle part de foyers rassemblés.

Méninges. — Au niveau de la partie supérieure, la dure-mère est rouge et adhère fortement aux fragments osseux et aux tissus fibreux voisin. Au-dessous et dans tout le reste de son étendue, la dure-mère est saine. Corps étoilés en petit nombre.

Moelle. — Immédiatement au-dessus du renflement cervical, elle est ramollie, tandis que le renflement présente une consistance normale. Au-dessus, le ramollissement de la moelle existe dans une étendue de trois ou quatre centimètres. La pie-mère et l'arachnoïde sont intactes.

Au même niveau, la dure-mère seule présente dans toute la portion supérieure de la moelle, sur une longueur de dix centimètres, une vascularisation très-fine à sa face interne.

Les racines postérieures paraissent saines.

Dans la région dorsale, la moelle a une consistance normale. Immédiatement au-dessus du renflement lombaire, sa consistance est un peu diminuée.

A la coupe, on trouve dans la région cervicale supérieure le tissu excessivement ramolli, d'une teinte gélatineuse, grisâtre, qui s'étend dans les cordons latéraux, surtout du côté gauche. La substance grise est peu apparente et présente un pointillé rouge très-marqué. A la partie moyenne du renflement cervico-brachial on ne distingue plus les limites des cornes. Il existe au centre de la moelle, autour de l'épendyme, une teinte grisâtre arrondie; on ne voit de sclérose nulle part;

dans toute l'étendue de la région dorsale la substance grise des cornes présente une teinte cendrée qui se confond avec la substance blanche.

La substance grise est beaucoup plus nette dans le renflement lombaire.

L'examen microscopique de la tumeur, fait après durcissement, montre qu'on avait affaire à un squirrhe atrophique dont la forme histologique se trouve reproduite dans les os de la colonne vertébrale.

Obs. IV. (Recueillie par M. Marcano). — Hôpital de la Pitié, salle Saint-Augustin, n° 22, service de M. le professeur Verneuil, remplacé par M. Nicaise). — Cancer de la mamelle récidive. — Cancer secondaire de la colonne vertébrale du foie et des poumons. — Mort. — Autopsie.

B... (Jeanne), 62 ans, marchande des quatre saisons, mariée, entre le 29 novembre 1874. Elle est atteinte d'une tumeur du sein gauche qui avait déjà subi une opération. La tumeur date de deux ans et demi ; grosse comme une lentille la première fois qu'elle fut constatée adhérente à la peau et ne glissant pas sous le doigt, sa présence ne fut accompagnée d'aucune douleur ; aussi, la malade n'y fit aucune attention et crut qu'elle disparaîtrait d'elle-même, mais au bout de quelque temps son accroissement rapide commença à l'alarmer ; elle entra à la Pitié, dans le service de M. Verneuil, remplacé par M. Nicaise, le 23 août 1873.

La tumeur était grosse comme un œuf de poule, indolente, dure, ne provoquant aucun écoulement par le mamelon, mais présentant une large ulcération de la grandeur d'une pièce de 2 francs. Aucun ganglion axillaire n'était alors engorgé ; de plus, la malade d'une bonne constitution, s'était bien portée antérieurement. Elle n'a jamais eu d'enfants, elle ne présente pas de cachexie.

Le 27 août 1873, M. Nicaise, pratique l'extirpation qui semble avoir été facile et la malade sortit de l'hôpital le 10 octobre, complètement guérie en apparece.

Deux mois après sa sortie, elle put constater une nouvelle tumeur qui se développait du côté gauche, n'occupant pas tout à fait la même place que la première ; elle siégeait en effet un peu au-dessus et en dehors ; cette fois-ci il y eut des douleurs très-intenses dès le début. mais l'accroissement fut moins rapide que celui de la première tumeur, Ses caractères physiques étaient aussi différents et assez nets pour que la malade elle-même pût les constater ; c'est ainsi que la tumeur, plus saillante et non adhérente à la peau, glissait largement, mais elle était implantée sur les parties profondes avec lesquelles elle semblait faire corps.

Son développement fit de tels progrès qu'elle entra pour la seconde
fois à la Pitié.

29 novembre 1874. — Lorsque nous l'examinons, la tumeur, de
la grosseur d'une orange, est située sur la partie antérieure du creux
axillaire ; elle semble adhérer au grand pectoral ou tout au moins aux
parties molles situées en avant des côtes; sa forme est très-irrégulière
au toucher, et sa surface inégale est bosselée, sa consistance est celle
de l'encéphaloïde. Facile à déprimer, elle donne une sensation de fausse
fluctuation, elle s'étend d'un côté jusqu'à 4 centimètres au-dessous de
la clavicule, et de l'autre 2 centimètres au-dessous de la tête hu-
mérale.

La cicatrice de l'ancienne opération siége au-dessous du mamelon ;
elle est transversale et rouge, elle constitue la limite supérieure de la
tumeur qui s'y termine brusquement par un bord rouge et proéminent,
lequel semble, par sa pression, sur la face profonde de la peau, tendre
à désunir les bords de la cicatrice. Autour de celle-ci, il y a quelques
plis radiés et rétractés qui convergent vers son centre.

En arrière du grand pectoral, au niveau de la paroi antérieure, on
trouve plusieurs ganglions engorgés qui semblent accumulés en grande
partie derrière le bord inférieur ; autour de la tumeur, la peau est
irrégulière et parsemée de plusieurs petits tubercules faisant corps
avec elle et sans adhérences.

Dans d'autres points, ils sont plus saillants et plus développés, mais
les téguments ont conservé là, comme ailleurs, leur couleur normale.

A la partie externe et supérieure de la tumeur, dans les limites du
creux axillaire, il y a une ulcération large comme une pièce de 1 franc,
présentant une coloration rose pâle ; la malade dit qu'elle est moitié
plus petite que celle qui existait sur la première tumeur.

Amaigrissement considérable qui a commencé depuis six semaines.
Coloration jaune paille caractéristique. La première fois, il n'y avait
pas eu de cachexie qui aujourd'hui est très-marquée.

Cet état est accompagné de phénomènes du côté du système nerveux
qui ont évolué de la manière suivante :

Leur début eut lieu au mois de septembre par une douleur dans la
région des reins ; la marche était alors possible, mais quinze jours
après elle fut empêchée par l'rradiation des douleurs dans les membres inférieurs et leur localisation plus spéciale aux jambes; beaucoup plus intenses la nuit, elles devenaient fulgurantes.

Leur acuité, qui était la même pendant le décubitus, empêchait le
repos et le sommeil, la marche au début n'exerçait sur elle aucune
influence, mais elle devint pénible, de plus en plus difficile, et enfin
impossible depuis quatre semaines.

Il n'y a jamais eu de vomissements ni d'autres troubles digestifs ou
respiratoires. Quant à la marche ultérieure, la malade dit qu'elle fut

progressive, mais ne rend pas un compte exact de la manière dont les accidents se sont succédé.

Etat actuel. — La parole est très-embarrassée ; la difficulté se manifeste par des suspensions au milieu des mots, pendant lesquels la malade fait des efforts pour arriver à les articuler. Il y a en même temps une roideur très-accentuée de la langue, qui, d'après sa propre expression, est comme fatiguée, et, dans cette conviction, elle évite de parler. La langue sortie ne montre pas de tremblements.

Membres inférieurs. — La jambe droite est toujours en proie aux douleurs du début qui n'ont pas perdu de leur caractère fulgurant, mais qui n'existent que dans cette région ; par les piqûres d'épingles, on constate un certain retard de la perception, pas d'anesthésie au contact, au chatouillement, à la chaleur, pas de paralysie ; les mouvements spontanés existent, mais ils sont très-limités et très-pénibles, la marche est impossible, la malade s'affaisse sur elle-même quand on lui fait appliquer le pied par terre ; mais quand on la soutient, elle jette la jambe en avant brusquement et d'une manière incoordonnée.

20 décembre. — Jusqu'ici il n'y avait rien eu de nouveau, mais depuis hier elle est prise d'une forte oppression avec toux intense et répétée ; rien à la percussion ; à l'auscultation, on constate des râles muqueux dans toute l'étendue des deux poumons, mais plus localisés à la base du côté droit, pas de souffle ni d'égophonie ni de bronchophonie, les crachats n'ont aucun caractère, l'état général s'aggrave de plus en plus, kermès à l'intérieur, pas de fièvre.

Le 29. Tous ces symptômes ont augmenté d'intensité, la dyspnée est excessive, la malade est très-pâle et présente un certain degré de cyanose ; pendant la respiration, on entend des mucosités qui rendent l'inspiration très-bruyante, les symptômes physiques sont nuls, car on n'entend qu'un fort gargouillement dans toute la poitrine. L'oppression persiste, le soir la cyanose est très-intense, les extrémités sont froides, la malade sans connaissance est en proie à l'asphyxie, ventouses scarifiées sur la poitrine, elle finit par mourir à onze heures du soir.

L'autopsie fut faite 25 heures après la mort. Voici ses résultats :

Poumon gauche. — Il est parcouru de haut en bas par des dépôts blancs qui envahissent toute son épaisseur. Ils ont des dimensions variables, depuis celle d'une grosse tête d'épingle jusqu'à celle d'une petite orange, et ressemblent à des cavernes remplies de matière caséeuse.

Il est parsemé de points noirs de différentes dimensions siégeant à l'ouverture des vaisseaux bronchiques. A la partie inférieure du bord postérieur, large cicatrice de couleur lactée, correspondant à un noyau d'induration.

Poumon droit. — Deux gros noyaux analogues au précédent : l'un vers la moitié du poumon, et l'autre dans l'épaisseur de son lobe inférieur. Ils sont remplis de matière caséeuse qui s'enlève facilement avec le doigt et qui est contenue dans une membrane kystique. Poumon sain dans ses autres parties, point de trace de pneumonie. Poids des deux poumons : 1375 gr.

Foie. — Petit et adhérent au diaphragme, de couleur pâle, sans aucune lésion en foyer à sa surface. A sa coupe, on trouve dix noyaux analogues à ceux du poumon, mais plus durs, sans matière caséeuse, sans membrane kystique, et blancs; une différence de coloration bien tranchée les sépare du tissu hépatique. Poids : 1800 gr.

Rate et reins. — Absolument sains.

La *colonne vertébrale* ne présente aucune déformation ni aucune incurvation, quel que soit le point qu'on étudie. La coupe longitudinale faite avec la scie, montre que le tissu osseux est altéré. Il est rougeâtre d'une manière uniforme dans toutes les régions. Il n'y a pas de foyer de suppuration ni de désorganisation des os.

La *moelle* était tellement ramollie et désagrégée, que, lors de l'ouverture du rachis, elle s'est écoulée à l'état de bouillie blanche, ce qui fait qu'il a été impossible de l'examiner.

L'examen microscopique de la tumeur montra que c'était un squirrhe. Le foie et les poumons étaient atteints d'une néoplasie en tout semblable à celle du sein.

Obs. V. — Hôtel-Dieu, salle Saint-Jean, n° 32, service de M. Cusco, suppléé par M. Terrier). — Cancer du sein chez un homme. — Accidents nerveux dans les membres inférieurs. — Propagation aux os de la colonne vertébrale.

Le nommé V... (Adolphe), bonnetier, âgé de 53 ans, entre à l'Hôtel-Dieu le 2 octobre 1873. Il nous donne sur sa famille les renseignements suivants : son père est mort d'un asthme, et sa mère d'un ulcère de la matrice qui a duré plusieurs mois. Il a une sœur bien portante.

Ses antécédents pathologiques sont les suivants : il a eu plusieurs attaques de rhumatisme. La première remonte à 1848. A la suite de cette maladie, des chagrins et de mauvaises affaires l'amenèrent à se livrer à la boisson ; depuis quinze ans il a cessé ces habitudes alcooliques. Nouvelle attaque de rhumatisme en 1860, rhumatisme polyarticulaire aigu. Le malade raconte que le chef de service constata à son sein gauche une modification quelconque dont il ne s'était pas aperçu et dont il ne s'apercevait même pas, alors que son attention était attirée sur ce point. Ce n'est que trois années après qu'il fut pris de légères douleurs et qu'il commença à reconnaître une dureté insolite.

En 1869, sans cause connue, telle que coup ou contusion, pas plus qu'antérieurement, une petite tumeur commença à se dessiner au niveau du mamelon, sur la partie indurée. Cette tumeur, peu douloureuse, à marche lente, ne gênait pas le malade.

Pendant la guerre, les veilles et les fatigues accrurent notablement les douleurs, et vers le milieu de 1871, la tumeur, qui avait à peu près le volume d'un petit œuf, mais étalée, commença à s'ulcérer. Jamais il n'y eut d'écoulement par le mamelon. Un peu avant cette époque, il avait eu une nouvelle attaque de rhumatisme ; il attribua à cette affection une influence manifeste sur l'accroissement du mal.

En même temps que l'ulcération, apparaissait une adénite axillaire qui n'a jamais été bien douloureuse.

L'ulcération a grandi peu à peu, sans fournir une suppuration bien marquée. La plaie a toujours été sèche ou à peu près.

Il y a six mois environ, le malade a été pris d'une manière lente et graduelle d'élancements douloureux dans le membre inférieur droit. D'après ses indications, ces douleurs suivaient manifestement le trajet du sciatique. Depuis un mois, sans disparaître complètement à droite, ils se sont portés dans la jambe gauche où ils affectent également la forme névralgique.

Il vient de passer un mois à l'hôpital de la Charité, dans le service de M. le Dr Bouchard où le diagnostic porté (communication verbale d'un externe du service) a été : cancer généralisé au rachis.

Actuellement on trouve au niveau du sein gauche, dont le mamelon n'existe plus (le mamelon s'est à peu près rétracté, et a disparu avec les progrès de l'ulcération, sans tomber d'un seul coup) une ulcération peu profonde, sèche, présentant l'aspect d'une plaie couverte d'un revêtement crustacé, à moitié détaché; ses dimensions sont celles d'une pièce de deux sous. Elle est entourée d'un bourrelet irrégulier de 2 à 3 cent. Calleuse, d'une coloration rouge lisse, comme la surface d'un eczéma en traitement, d'une dureté ligneuse, et se terminant sur la peau voisine par un rebord festonné faisant un relief de 4 à 6 millim. à 1 centimètre dans certaines parties, cette tumeur est étalée et mesure, tout compris, à peu près l'espace de la paume de la main ; elle fait corps avec le tégument, et a quelques adhérences profondes, car on ne l'isole pas complètement de la surface thoracique en la soulevant en masse.

Dans l'aisselle on sent un ganglion dur, du volume d'une noix, et un autre plus petit, comme un pois. Pas de traînées lymphatiques appréciables. Rien dans les ganglions sus-claviculaires et cervicaux.

Les douleurs, comme nous l'avons dit, sont peu marquées, mais celles des membres inférieurs ont un caractère lancinant, sont plus accusées à gauche qu'à droite, et s'irradient manifestement suivant le trajet du sciatique. Ce nerf est très-douloureux à la pression. A

.gauche les douleurs existent aussi à la partie antéro-interne de la cuisse, suivant le trajet du crural.

Aucune déformation de la colonne, seulement la pression sur la région lombo-sacrée est douloureuse.

Pas de troubles de la miction ni de la défécation.

Ajoutons que les mouvements du bras gauche ne sont pas très-gênés et pas douloureux. La station debout est presque impossible en raison de la douleur beaucoup plus vive alors que lorsqu'il est couché. Pas de troubles de la sensibilité.

La santé générale est assez bonne. Pas de teinte cachectique, l'amaigrissement est assez notable, l'estomac est devenu paresseux.

Ce malade sort de l'Hôtel-Dieu et entre quelque temps après à l'hôpital de la Charité annexe dans le service de M. le Dr Terrier où il est mort.

M. le Dr Terrier a bien voulu nous donner des renseignements qui nous permettent de compléter cette observation.

L'état général du malade n'avait pas notablement empiré à son entrée dans la Charité annexe, mais peu de temps après le sein s'était ulcéré et la plaie répandait une odeur infecte. A la demande du malade, on fit sur l'ulcération une application de chlorure de zinc, suivie d'un érysipèle dont il mourut.

A l'autopsie, on constata que le cancer secondaire avait atteint le sacrum. Le siége de la tumeur était en rapport avec les accidents observés pendant la vie.